Literaturliste

AF200401

A. Einstein: Wikipedia
J. Habermas: Theorie des kommunikativen Handelns
D. Kahnemann: Spiegel.de, Wikipedia
E. Kandel: Biologie des Geistes, Suhrkamp
B. Mandelbrot, E. Schrödinger: Wikipedia
Melatonin, M. Planck, R. Clausius, Vimana: Wikipedia

Thomas Sonnberger: Das Beste kommt noch, BoD
Thomas Sonnberger: Rapid learning
Thomas Sonnberger: Jus in einer Stunde verstehen,
Thomas Sonnberger: Das geheime Leben der Hunde, Wölfe
Thomas Sonnberger:Das geheime Leben der Flüsse, Biber
Thomas Sonnberger:Mathe in einer Stunde verstehen,
Konzentrieren wie ein Weltmeister, BoD
Thomas Sonnberger: Selbstorganisierende Rhetorik
für Finanzmanager, BoD
Thomas Sonnberger: Der Magische Garten, Super-
traum Gartenraum
Thomas Sonnberger: Bäume in die Klassen, Wälder in
die Schulen, BoD
Thomas Sonnberger: Super(t)raum Wohnraum – Die
Magische Wohnung

Buch, Kalender, Bullet

zum Seminar

Das Geheimnis der Neuronensprache

Körpererneuerung
Resilienz
Wunderzellen

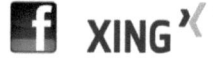

Wela e.V.

Druckfehler und Irrtümer vorbehalten. Bevor Sie handeln, fragen Sie einen Experten.

ISBN: 9783748165279
Herstellung und Verlag: BoD – Books on Demand, Norderstedt

Was ist menschlich?

Es gibt jedoch Augenblicke des Glücks und des Elends oder der Gefahr. Wir nehmen die Konflikte, Widerstände stärker war, als die Gewinne.

Unsere Wahrnehmung liefert uns Informationen, damit wir uns eine Wirklichkeit konstruieren.

Das Gehirn denkt sich, was es denkt.

Deshalb habe ich die Theorie des unbestimmten Zustandes entwickelt, die besagt: Wenn der Körper nur zu 20 % belastet ist, täuscht sie uns die Zelle mehr vor, als es wirklich ist.

Was brauchen wir?

Das Ursachenbewusstsein und den Vergleich zur Eile.

Manchmal rückt das Ziel, das Leben in den Hintergrund und der Gipfel drängt sich in den Vordergrund, hat ein Bergsteiger im tirol tv gesagt.

Das ursächliche Bewusstsein ist der Weg im Leben.

Wo ist die Ursache?

Einer der häufiststen physiologischen Stressfakto-
ren, denen wir ausgesetzt sind, ist Bauchfett. Obwohl
wohbeleibte ruhiger wirken, produziert das Bauchfett
Stresshormone.

Wir alle kennen den Sturm auf das Buffet.
Tieren geht es genau so. solgange sie zu fressen haben,
fressen sie; wenn nichts mehr da ist, fressen sie auch
nicht und es geht trotzdem.

Gier: Unser Körper findet Wege und Ausreden, um ans
Fressen heran zu kommen, obwohl wir wissen, dass
genug da ist.
Erst, wenn uns *Druc*k bewusst wird, können wir be-
ginnen, ein solches System zu hinterfragen. Jedes
zweite Kind hat Gewalt erlebt. Wann will das Gute
ins Leben?

Unser Körper kann hohe Belastungen mit hohem Leid
aushalten. Bücher machen Menschen zu dem was er ist,
zum Menschen.

Das „Bewusst-sein" ist da

In der linken Gehirnhälfte haber wir das Statistik-
programm. je öfter wir eine gefährliche Stelle erreicht
haben, um so stärker vermeiden wir sie.

Von der Natur haben wir die Triebe: Fortpflanzung, Aggression und Fressen bekommen.
Auch wenn es uns nicht gut geht, können wir Brücken bauen. Die Intelligenz können wir durch die Durchlässigkeit ideal nutzen.
Die Neuronen strömen in eine Richtung (Cajal); deshalb funktioniert unser Geist maßgeblich wie ein Klettverschluss.

Humor ist auch Energie, die man immer einsetzen kann, wenn wir die Versöhnung auch gleich parat hat.

Wer lacht hat Macht:
Gemäß der Spieltheorie ist alles ein Spiel, auch der Verkehr, das Gespräch etc.

Was macht glücklich?

Muskeln sind das beste Stoffwechselorgan.

Wir können sie über das zentrale Nervensystem intelligent ansteuern. Deshalb sind die Muskeln und der Stoffwechsel genial, denn sie passen sich der Situation an. Das Gute will ins Leben.

Was tun?

Skin in the game ist ein beliebter Trainerspruch,

- rein ins Spiel mit Begeisterung; denn Begeisterung, die unter die Haut geht eröffnet uns Wege
- checke die Reizintensität, denn sie ist unabhängig von soziologischen und psychologischen Variablen
- deshalb ist die Durchlässigkeit von aller größter Bedeutung
- Muskeln sind das beste Stoffwechselorgan

So wird jeder zum Trainer des Glücks und wenn er will zum Sportler.

Einfach, genial Denken

und wachsende Nerven. Wir müssen jedoch ein Entscheidungsparadoxon bedenken, was da lautet: Nachdem wir am Berggipfel angekommen sind, erscheint das Tal attraktiv, da es Sicherheit etc verströmt.

- knipsen: (fotografier Dich ins Ziel, bedenke, dass wir dem ersten Eindruck die höchste Aufmerksamkeit schenken)

- knistern: skin in the game, die Situation muss nicht sexy, aber anregend, sein, unter die Haut gehen

- kooperieren: Schaffe eine Gleichstellung, eine win-win Situation, gewinnen bedeutet lediglich überzeugen!

Wie machen es die Blumen?

- Stimulanz: Blüten

- Dominanz: Wachstum, Stamm, Duft

- Balance: Durchlässigkeit hält jeden Regen stand!
  Die Erde nimmt je nach Situation Wasser und
  Wärme auf und gibt Wasser und Wärme ab,

meint

Thomas Sonnberger

Kulturwandel

Das Wesentliche wird nicht hinterfragt.

- Je fester ein Bild ist, zum Beispiel ein Würfel, desto weniger Fragen stellen wir, weil klar ist, was es ist. Achte auf das, was wirklich wichtig ist. Der Körper reagiert schneller als der Verstand. Ausführung entsteht.

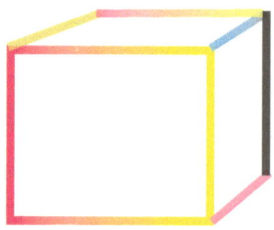

- Darauf baut die lebendige, offene, suchende Linie auf.
  Es wird ein Schwellenzustand erreicht, dann die Strategie. Das Leben beginnt.

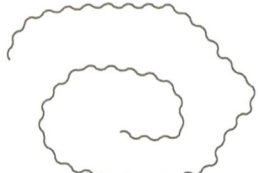 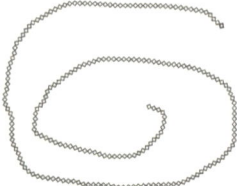

Auf alle Fälle beinhaltet die offene Linie den Weg ins gute Leben.

Kalender

Inhaltsverzeichnis

Datum

- Ideen:
- Träume:
- Ziele:

Zeichen

- Kreis: Die Sache ist rund, messbar, klar
- Dreieck: Ich kenne 3 Punkte
- Rechteck: Das Ziel ist fern, ich vergesse, Mythos

Tage

1
2
3
4
5
6
7
8
9
10
11
12
13
14
15
16
17
18
19
20
21
22
23
24
25
26
27
28
29
30
31

Das Gute ins Leben

Training

6 h   Virtuell duschen, aufwachen
         Radfahren, Sport, Workout

7 h 30 Erholung, duschen, regenerieren
         Frühstück

8 h Telefonate, Job

13 h Mittagessen

14 h Meetings

15 h Freunde außerhalb treffen

16 h Workout II

17 h Dusche

18 h Abendessen/Familie

20 h Schlafenszeit

-

Autoweltmeister kann man werden, wenn man

- positive und
- negative Emotionen sortiert.

Wann ist das Leben schön?

Es gibt Menschen, die blicken den Mond an und sagen,
ach wie schön ist das Mondlicht. Sie sind davon über-
zeugt; obwohl das Licht von der Sonne kommt.
Es ist das Sonnenlicht, was die Menschen sehen.

Du fragst nach den Rosen
Lauf vor den Dornen nicht davon
Du fragst nach dem Geliebten
Lauf vor dir selbst nicht davon

Wenn Schönheit und Liebe nicht unser Leitbild sind,
können wir sie auch nicht entdecken.

Rumi

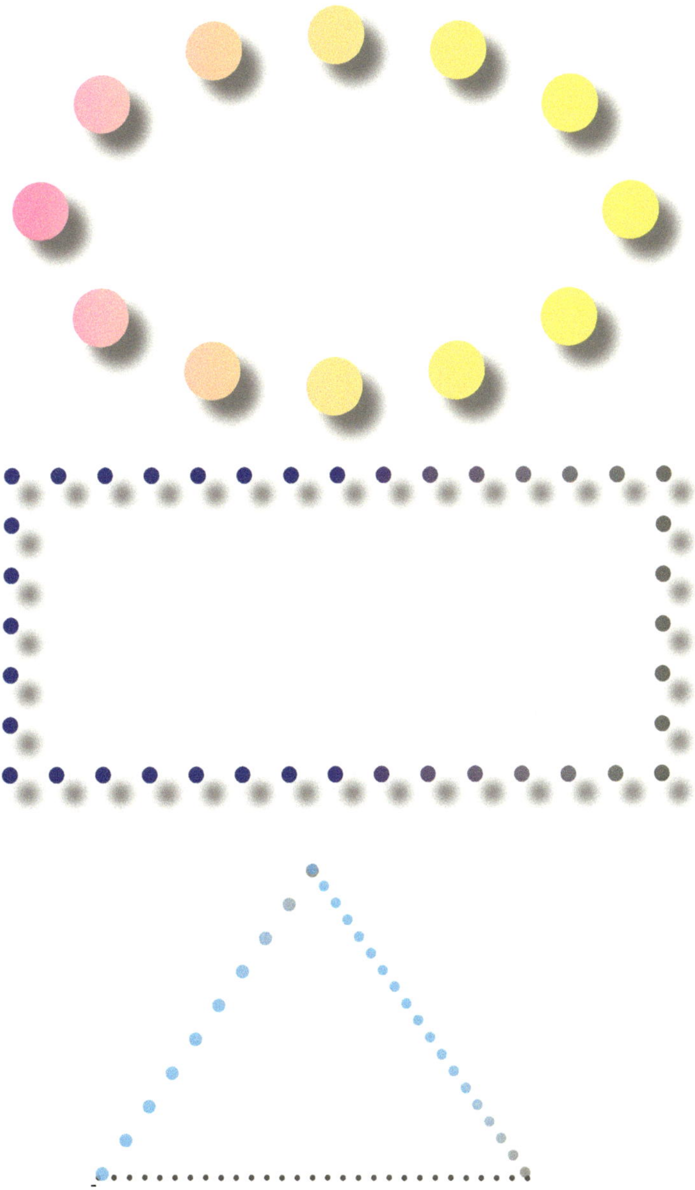

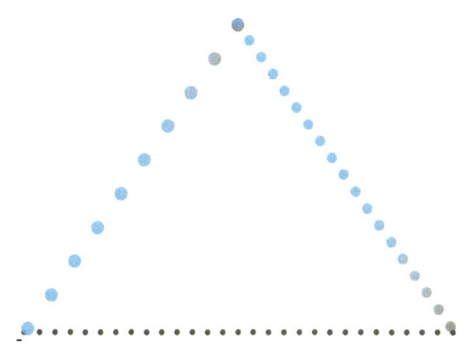

Bringt der kleinste Dominostein den größten zu Fall?
Mit den Stimmungen ist es genau so.

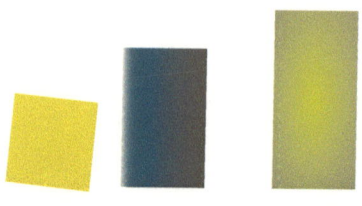

Du bist viel stärker.

Wir können *Grenzen* verschieben, wenn wir

- die Gefühle hinter der Augenbewegung hinterfragen
  und beobachten
- uns frei fühlen
- ein Kontrastprogramm wahrnehmen
- Würde (Seele und Offenbarung) spüren

Übung, um Risiko zu checken

Was soll ich in einer Situation tun? Wie kann Richtlinien, Gesetze, neue Serviceleistungen, Produktqualität gewährleisten und Mängel beheben und checken.

Balance Status Quo	▷	Dominanz Risiko einschätzen	◁ ▷	Stimulanz Innovation

Rhetorik	Potenzial ist da	Aufmerksamkeit, Würde
Schach	Potenzial	Innovation
Verkauf	Richtung wenn, dann	Tonfall, Gestik, Pausen
Musik	Grundton	Akkorde

Wortbauer sind Chancenbauer

Unnötige Blockaden loslassen:
Wir sind nur das Symptom der Gesellschaft. Solange wir unsere Liebe bewahren, wird der Zweifel nie etwas Bedrohliches oder Böses sein.

Deshalb müssen das, was uns belastet, nicht tragen.
Es ist leicht sich von der Natur berühren zu lassen.
Paramenter optimieren, von selbst anpassen.
Eine Inspiration ist die Entladung von positiven und negativen Geistesblitzen. Die Nervenzellen sind unglaublich plastisch und flexibel.

Nicht der Wissende, sondern der Hörende und Suchende begreifen die Liebe, die das Wissen steigert.

Der Goldschmied

unzähliger Weltmeister und Olympiasieger hat einmal gesagt: „Wenn die Sportler im Kopf frei sind, können sie auch gewinnen."

Bewegung (immer) bringt was

Nur Bodybuilder brauchen primär schwere Gewichte.Der Erfolg bei Sportlern ist mit leichten Gewichten möglich.

Immunität:

Im Tiermodell wurde bewiesen, dass Bewegung: Nerven, Muskeln und Gehirn stärkt.Bewegung bringt immer was;denn Muskelzelle und Stoffwechsel passen sich der Situation an.

Übung zum Maler und Musiker

- linke Häuser im gelben und roten Farbton
- rechte Häuser im blauen, violetten und rosa Farbton
- die Straße in der Mitte im Grün- und Ockerton

Die Farben können in jeder beliebigen Kombination verwendet werden, also, klein, groß, oben, unten, links und rechts.
Wenn sich die berühmten Maler Picasso und Matisse trafen, dann werteiferten sie um die Wahrnehmung.

Aus der Bewegung können wir den Rhythmus entwickeln und ausprobieren:

- ding-dong-...
- ha-he-ho-hu-...

Kreativität

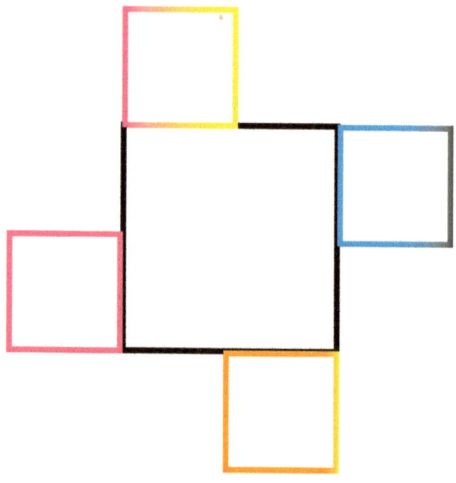

Kreativität besteht aus Inspiration und Technik, um einen Stil oder eine Theorie zu bilden. Das ist auch der
Grund, warum viele Künstler am Stil erkennbar sind.

Der nächste Schritt besteht darin, die Theorie oder
den Stil auf möglichst vielen Anwendungsgbieten ein-
zusetzen.
Deshalb lieben die Menschen die Wahrnehmung oder
die Inspiration.

Symbolsprache wirkt

Tiere symbolisieren Freiheit und Kraft.

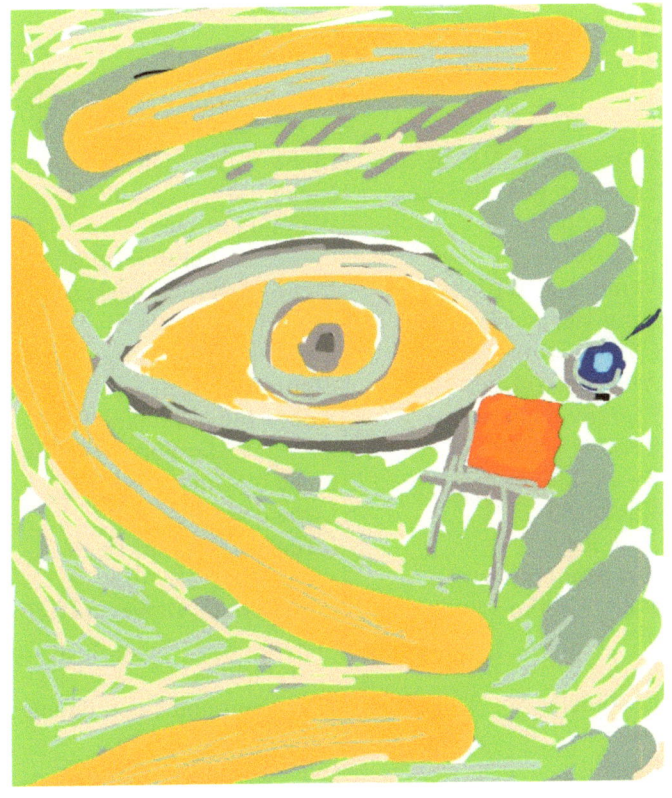

Eye of the cat

(K)eine Kunst ist Mut

Leben bedeutet eigene Brücken bauen, da sie sonst niemend bauen würde.
Also, müssen wir selbst den Fluss queren.

Wege der Künstler zum Leben:

Leonardo da Vinci:	Liebe Kuriosität
Zeichnungen, Skizzen:	Liebe die Forschung
Rembrandt:	Liebe das Licht
Picasso:	Liebe die Veränderung
Venus von Willendorf	Liebe die Fruchtbarkeit
Tang Herrschaft in China:	Liebe Pferdestärken
Christentum	Liebe statt lamentieren
Albrecht Dürrer	Liebe die Natur
Hieronymus Bosch	Wohin führt Eitelkeit?
Bernini	Lass den Marmor schmelzen
Eward Munch	Liebe die Konfrontation
Kubisten	Liebe den Kubus
Alex Katz	Liebe die Einsamkeit
Piet Mondriaan	Liebe die Linie
Mark Rhotko	Liebe deinen Glauben, Gott

Musik:	
Beethoven	Liebe Wut und Überhöhung
Mozart	Liebe Freude
Beatles	Liebe die Jugendkultur
Rock`n´Roll	Liebe die Wehrhaftigkeit

Ideen

Tage

1
2
3
4
5
6
7
8
9
10
11
12
13
14
15
16
17
18
19
20
21
22
23
24
25
26
27
28
29
30
31

22 Das Gute ins Leben

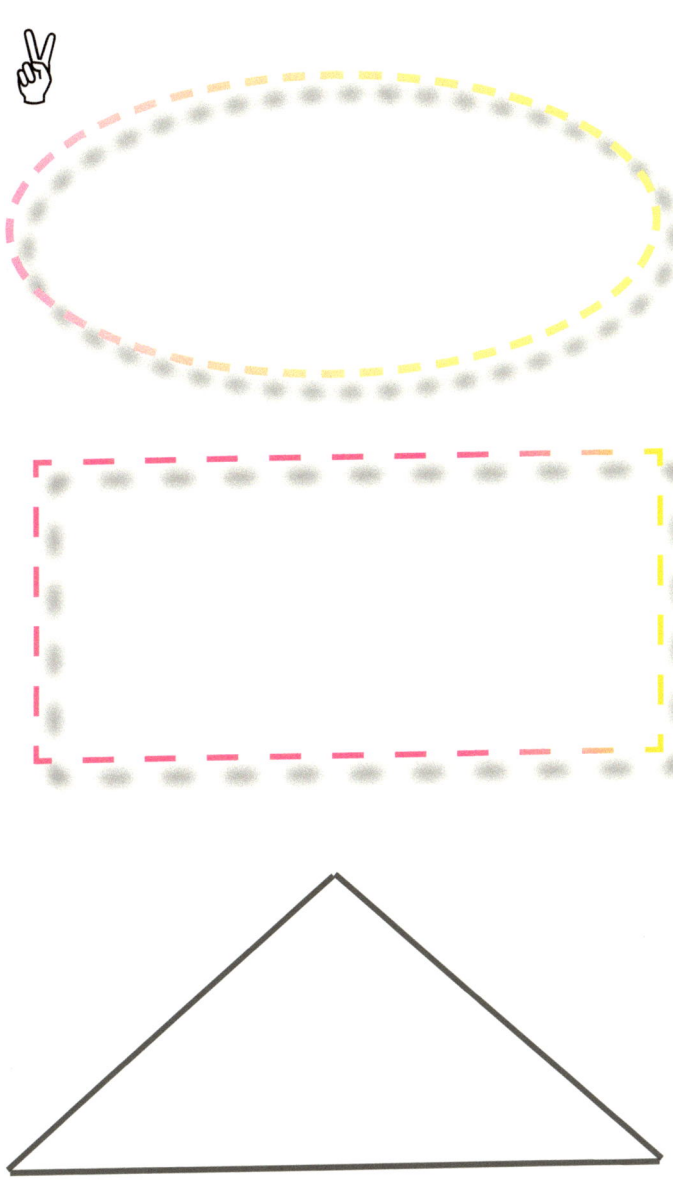

Training

Kreativität

Kreativität

Tage

1
2
3
4
5
6
7
8
9
10
11
12
13
14
15
16
17
18
19
20
21
22
23
24
25
26
27
28
29
30
31

-

Übung genügt

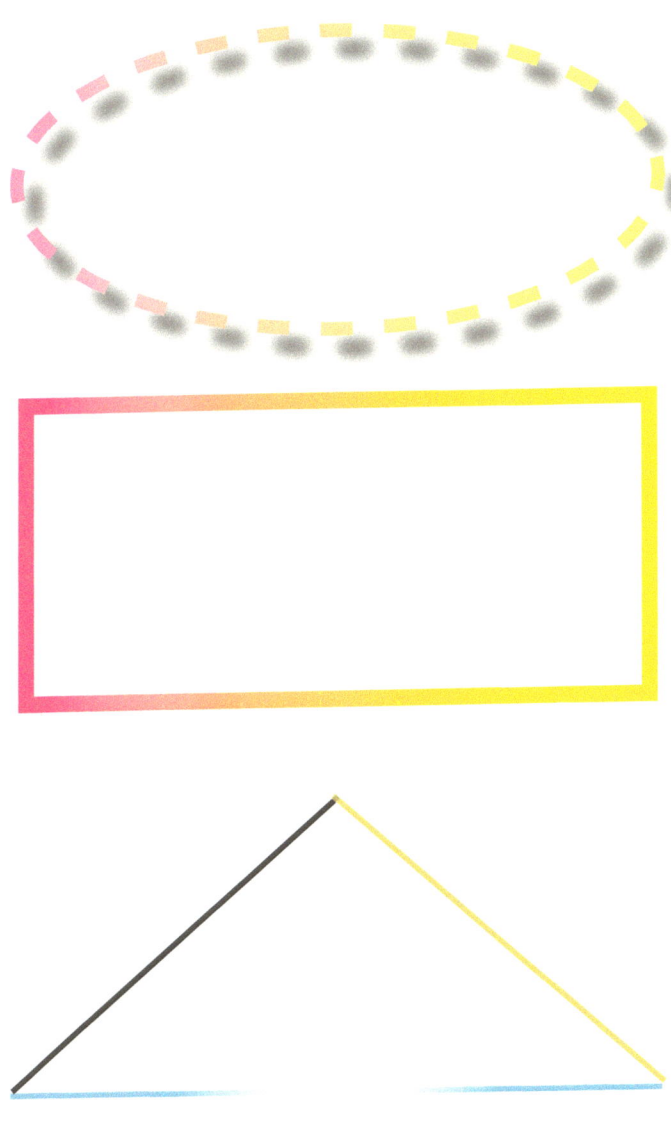

Kreativität

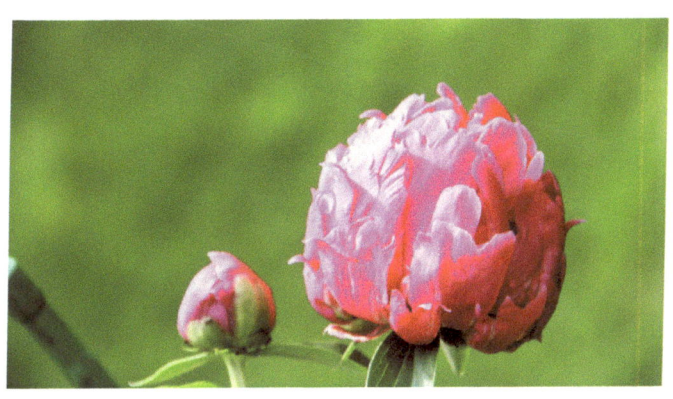

Ballkontrolle, Stimmkontrolle

Tage

1
2
3
4
5
6
7
8
9
10
11
12
13
14
15
16
17
18
19
20
21
22
23
24
25
26
27
28
29
30
31

32 Das Gute ins Leben

Ideen

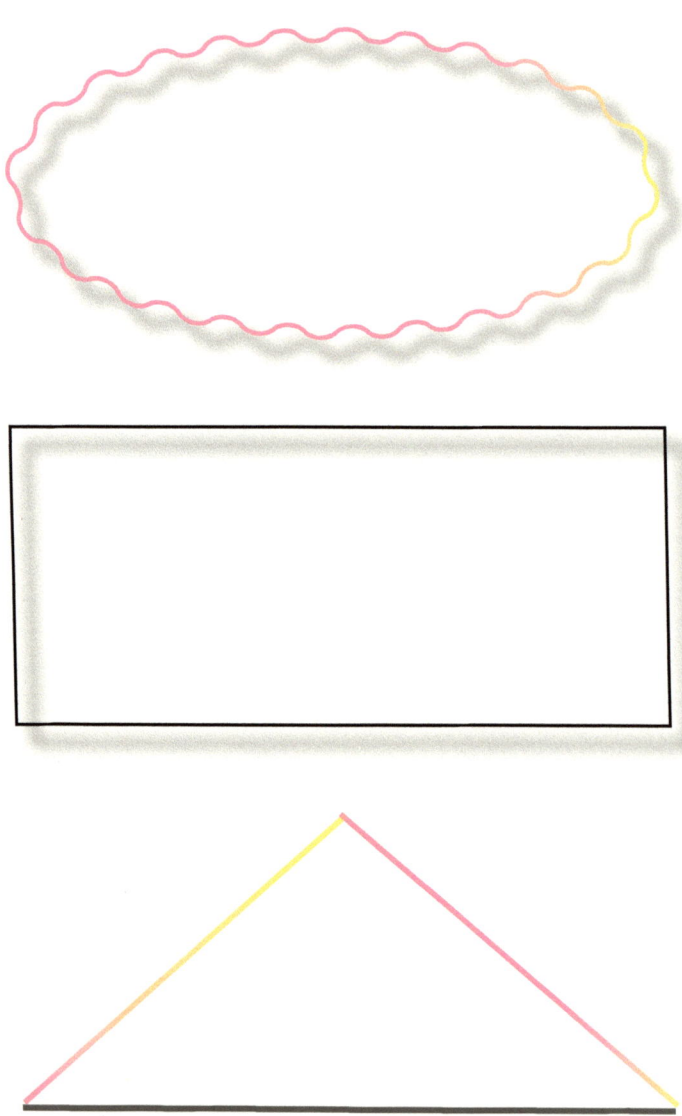

34 Das Gute ins Leben

Training

Ideen

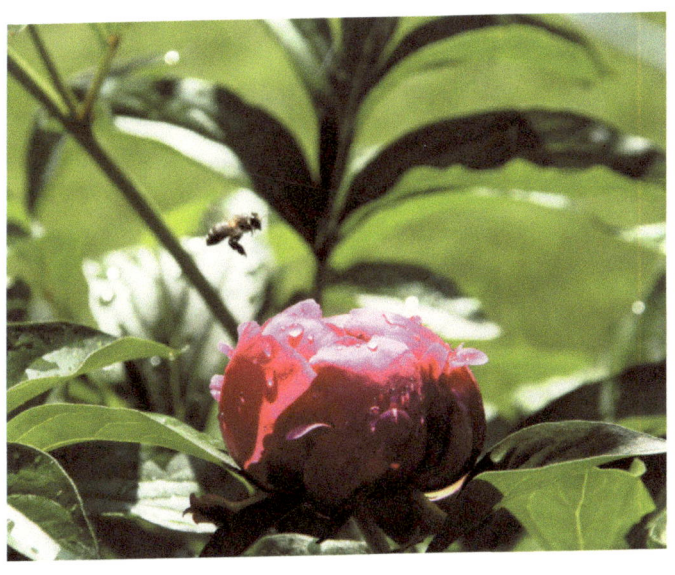

Passgenauigkeit

Tage

1
2
3
4
5
6
7
8
9
10
11
12
13
14
15
16
17
18
19
20
21
22
23
24
25
26
27
28
29
30
31

Übung genügt

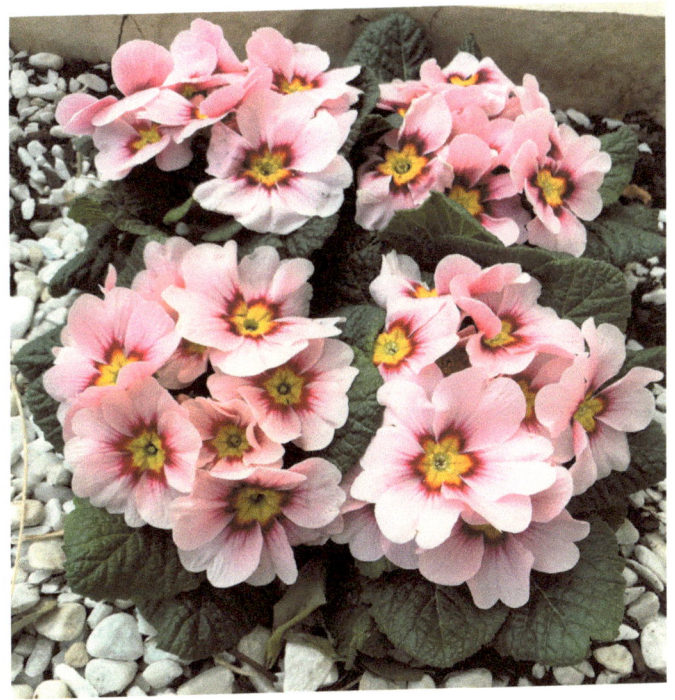

Durchblick, Freude

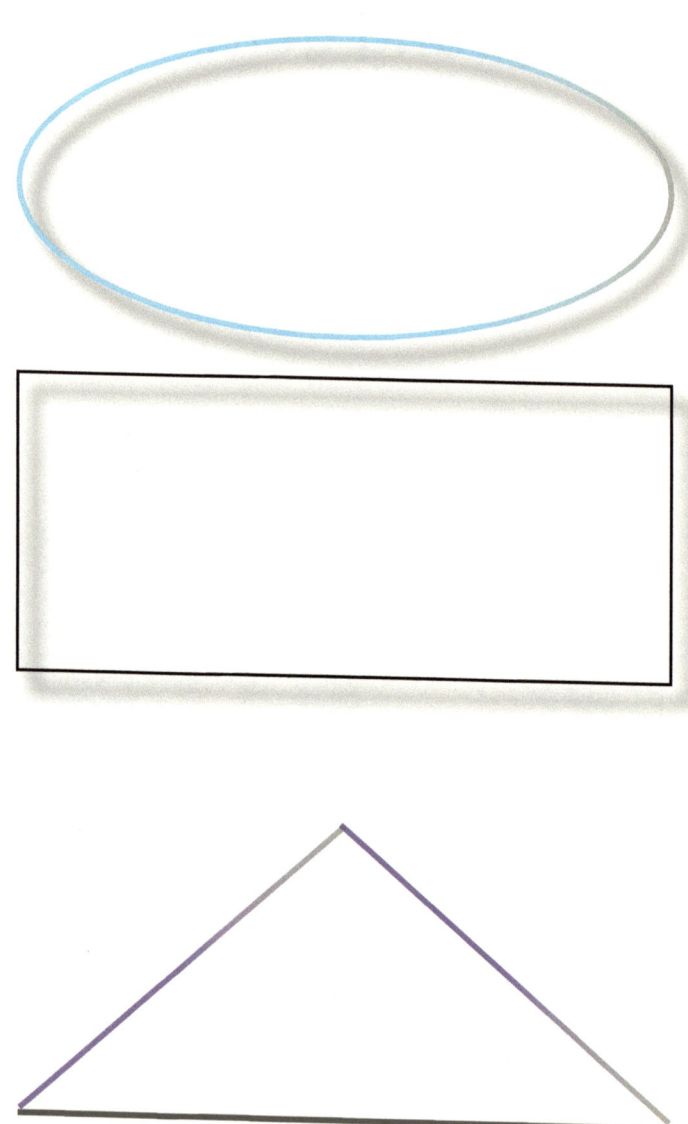

Training

Ideen

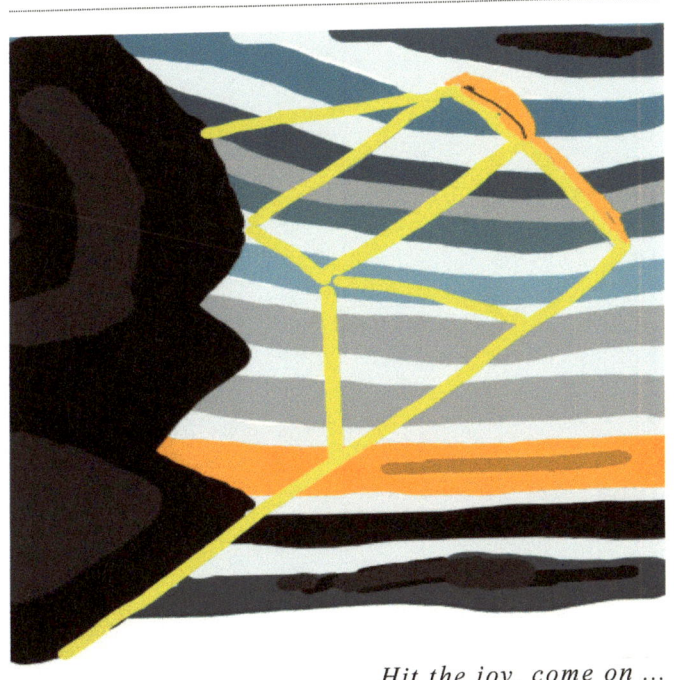

Hit the joy, come on ...

Tage

1
2
3
4
5
6
7
8
9
10
11
12
13
14
15
16
17
18
19
20
21
22
23
24
25
26
27
28
29
30
31

Übung

Jänner - Juni

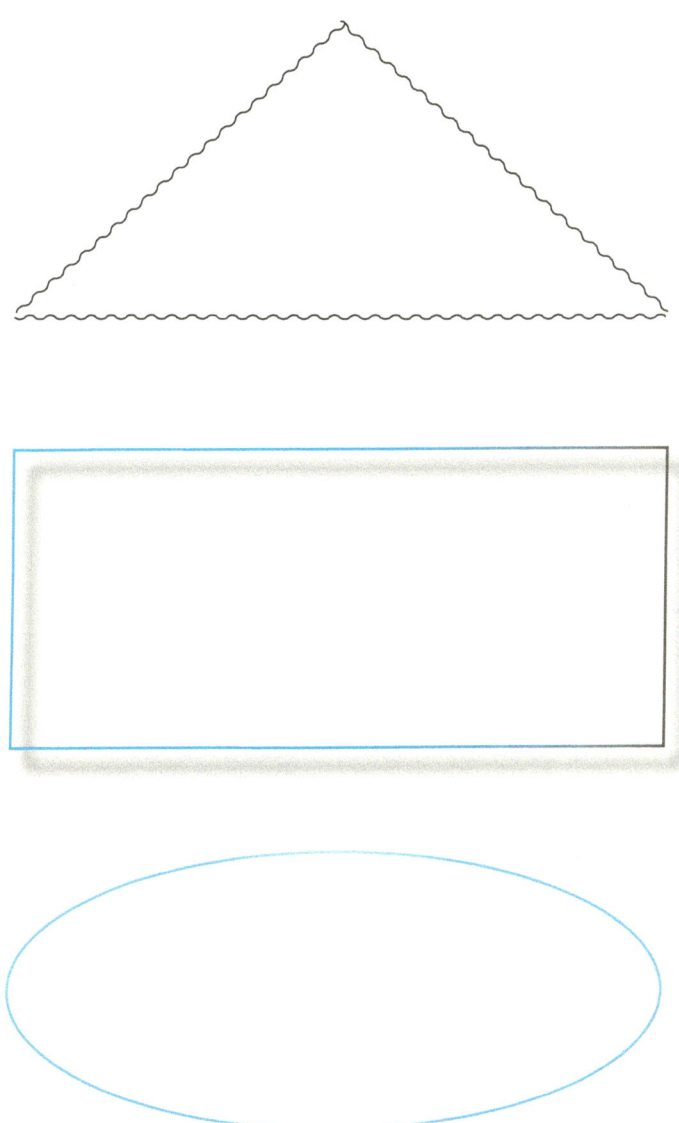

Bewusstseinsargumte

-
-
-
-
-
-
-
-
-
-
-

-

-

-

-

-

-

-

-

-

-

-

-

Juli - Dezember

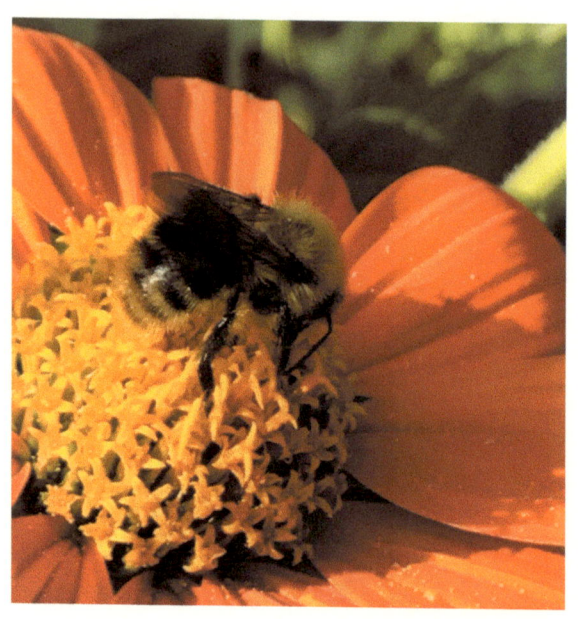

Vorbild Biene für Slapstick, Hawaitanz

Wenn Arbeiter-Bienen fruchtbare Nahrungsquellen entdeckt haben, verständigen sie mit tanzenden Bewegung die Bienen im Stock.

Schmetterlinge, Hummeln sind auch wichtige Bestäuber, leben aber nicht in so großen Gemeinschaften wie die Bienen.

Bewegung und Verjüngungsmolekül

Die effektivste Form den Alterungsprozess zu beeinflussen sind Bewegung und der sparsame, genetische Umgang mit Nahrung.
Bewegung, so im Tiermodell, stärkt die Nervenzellen.

Das Jungbrunnen-Molekül fördert

* die Zellteilung oder erzeugt junge Zellen
* Versorgung der inneren Organe

Durch die Ruhe fühlen wir uns ganz und nähern wir uns der Liebe.

Aus wissenschaftlicher Sicht schützt Ruhe die Zellkappen der Telomere.

Genussquelle

Es gibt Menschen, die blicken den Mond an und sagen,
ach wie schön ist das Mondlicht. Sie sind davon über-
zeugt; obwohl das Licht von der Sonne kommt.
Es ist das Sonnenlicht, was die Menschen sehen.

Du fragst nach den Rosen
Lauf vor den Dornen nicht davon
Du fragst nach dem Geliebten
Lauf vor dir selbst nicht davon

Wenn Schönheit und Liebe nicht unser Leitbild sind,
können wir sie auch nicht entdecken.

Rumi

Denken, fühlen und Bewegung sind ein Liebespaar

Nicht jeder Schmerz hat seinen Ursprung, wo es schmerzt, sondern wo das schwächste Glied kollabiert (zusammenbricht).

Sportler wissen, was ich meine, wenn sie übertrainiert, überehrgeizig sind und glauben, dass der Muskel etc verletzt sind, dabei sind es die Faszien.

Daraus kann sich ein inneres Ping-Pong-Gefühl ergeben, insbesondere wenn das Zwerchfell verspannt ist.

Deshalb ist das Zwerchfell unser Glücksorgan, Leistungsorgan, da es die Lunge beherrscht.

Was hilft?

Zu allererst geht es um die ovale Atmung und die Tonifizierung; dahinter stecken die Emotionen.

Kraft vereint nicht nur die Muskeln, die sind, sondern vereint die Kraft, die weniger sichtbar ist, die Vorstellung, um die Faszien. .

Wohlbefinden geht von den Faszien und der genetischen, schaniergerechten Bewegung, aus. Das Intervalltraining (Training mit Pausen) im Studio macht Spaß und neue Menschen kennen zu lernen ebenfalls.

Eye-connecting

Mit Eye-Connecting kann man die Tatsache nutzen, dass unsere Augenbewegungen mit den emotionalen Gehirn, dem Mandelkern verbunden sind.
Wohin unsere Augen blicken, hat Einfluss wie wir uns fühlen. Dabei möchten uns die Augen was sagen.

Durch Eye-connecting macht sich der Mensch die Selbstregulation des Gehirns zu Nutze, um das Gefühl der Augen zu erkennen, zu verarbeiten und in ein Gleichgewicht zu bringen.
Problemsituation, Unwohlsein können spontan gelöst werden.
Und mit der Zwerchfellübung verbessert werden.
Eye-connecting ist ein Emotionstraining. Indem der Mensch seine Sinne beobachtet entstehen Spontanität, Genussquellen etc.

Von einem gesunden Rücken strömen gute Stimmungen in alle Organe

Fischkörper:
Die älteste Bewegung stammt aus dem Wasser. Desto eher wir diese Bewegungen mit Freude lernen, um so besser. Von einer gesunden Wirbelsäule strömt gute Stimmung in alle Organe.

Bei der Bewegung brauche ich nicht die Vorstellung des schnur, geraden Läufers, sondern des ausgeglichenen Kreuzgängers.

Um gute, lockere Stimmung und Energie, aufzubauen, setzen wir auf die pendelartige Bewegung.

Dazu empfehle ich

den Ausfallschritt und anschließend:

- den nahezu pendelartigen Schritt und

- die pendelartigen Handbewegungen (auch beim Schwimmen) dazu.

- Fühlen entsteht.

Apropos:
Pferde, Geoparden etc. laufen nahezu ästhetisch. Wir empfinden Ästhetik nicht nur als schön und befreiend, sondern es spart Energie.

Die Muskelzelle ist unsere Genussquelle. Deshalb ist die sanfte, genetische Bewegung die ideale Lösung einer Übung.

Wie kann ich mich steigern, wenn es "b(l)ockt"?

Kennen Sie das Konzept roter und blauer Ozean? Wenn Sie das Konzept noch nicht kennen, dann sind Sie im roten Ozean ...

Der rote Ozean ist klein; der Markt ist begrenzt, die Leute kämpfen, flüchten, frieren, deshalb ist er rot. Die Leute sind der Meinung, dass sie nichts Besseres verdient haben ...

- Stimulanz: Bewusstsein prüfen, testen ...
  Wenn Du frei bist, ist die Motivation da.
  Es ist ein Zeichen der Zivilisation
  Grenzen zu erweitern oder zu über-
  winden! Klarheit bewirkt Ausführung

- Dominanz: Kontrastprogramm (Tapetenwechsel)
  Reflexion bringt Energie:
  Bei mir sein, Ursache
  Rhythmus testen

- Balance: Durchlässigkeit, aktive Regeneration
  aus der Mitte

Wunderzellen

Wir haben afferente Nervenzellen, um wahrzunehmen
(leicht zu merken, alles rennt zum Zentrum) und ef-
ferente Zellen, um auszuführen (Effe rennt zum Tor).

Wenn beide Zellen miteinander verbunden werden,
um zu kommunizieren, sprechen wir von Neurinos;
sonst könnten wir Begeisterung, das Gute im Leben,
Ausdauer nicht abrufen.

Was hindert uns?

- Wir verwechseln Ursache mit Eile oder Ent-
  wicklung mit Handel.

- Wir überfordern das analoge Denken in der linken Gehirnhälfte und unterfordern das kreative
  Denken in der rechten Gehirnhälfte, obwohl dort,
  ausgleichend natürlich, die Lösung für das gute
  Leben liegt.

-

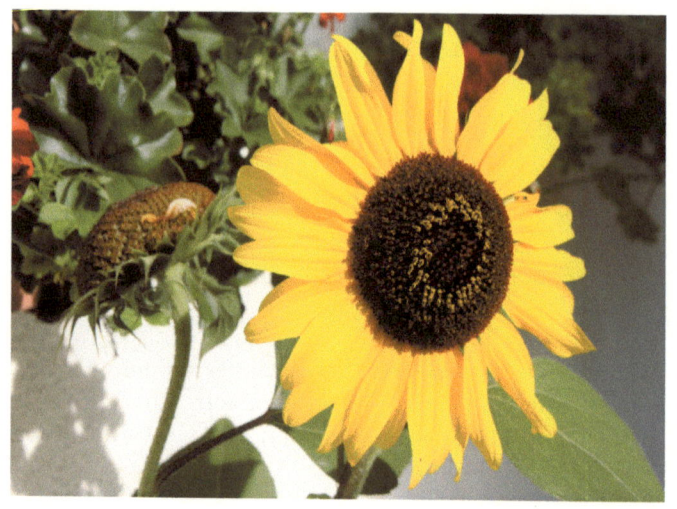

Sporternährung

Wasser ist das wichtigste Nahrungsmittel.
Eiweiß und Kohlenhydrate sind ein Paar.
Fasten zwischen den Mahlzeiten bringt auch den Sportlern was.
Allerdings soll der Kohlenhydratspeicher einige Tage vor dem Rennen gefüllt sein. Deshalb haben Sportler einen Energieriegel mit.
Für den Kraftsport wählen die Sportler ein Verhältnis von 1:1 von Eiweiß zu Kohlenhydrate.
Ausdauersportler verschieben das Verhältnis zu gunsten der Kohlenhydrate. Deshalb ist es natürlich, dass es im Ausdauersport viele Vegetarier gibt.

Im Grunde kommt es auf die Umsetzungskompetenz des Sportlers an.

Der Sternekoch, der deinen Namen trägt

Kaffee mit Kurkuma (bringt uns in die Mitte)

- Jägersalat mit Radieschen
- Brokkoli (gefroren, dann aufkochen) mit Zwiebel und Lauch anbraten und Maroni im gebratenen Zucker „karamellisieren"
- Lauch (kochen) mit Suppenwürze und Lachs
- Topinambursuppe mit Feigen
- Tomatensuppe mit Marillen
- Spargelsuppe mit Erdbeeren
- Polenta mit Basilikumbutter, Knoblauch, Milch
- Beerennocken: Milch, Mehl, Beeren kochen und anschließend formen sowie mit Zucker, Vanille bestreuen
- Polenta-Kuchen mit Milch, Butter, Wasser, Salz backen und in Olivenöl mit Thymian, Rosmarin oder mit Salbei knusprig braten
- Joghurt mit Beeren

Seal the deal: Leben

1. Die Muskelzelle ist der größte Glüklichkeitsmacher, das beste Stoffwechselorgan, um das Blut zu verbessern. Deshalb alles, außer Bettruhe.

2. Das oberste Prinzip ist die Durchlässigkeit. Dadurch können wir Intelligenz optimal nutzen.

3. Musik wirkt doppelt erklärend, indem sie den Geist stärkt und die Stimmung vorhersagt.

4. Das Zwerchfell beherrscht die Lunge ...

5. Der größte Druck wie, frieren, flüchten, kämpfen kommt von uns selbst.
   Wir sind, was wir glauben, auch das Placebo.

6. Wasser ist das wichtigste Nahrungsmittel. Am besten Wasser mit Säften mischen.

7. Ballaststoffe und Bewegung kurbeln Enzyme an. Eine Entgiftung (Detoxierung) des Körpers erfolgt über die Enzyme.

8. Es ist leicht sich von der Natur berühren zu lassen.

9. Stimulanz: 100 % Vision, Klarheit
   Dominanz: 100 % Inspiration und bei mir sein
   Balance: 100 % Ernte, Durchlässigkeit

10. Durchlässigkeit bewirkt das ideale Denken.

-

Wer den Blick hebt,
sieht mehr.